STOFFWECHSELKUR MODERN

ABNEHMEN OHNE HCG

JOHANNA SOMMER

ISBN: 1511403748
ISBN-13: 978-1511403740

Inhaltsverzeichnis

DIE hCG-STOFFWECHSELKUR

Zugegeben, als ich zum ersten Mal von der hCG-Diät hörte, war ich nicht nur skeptisch, sondern stand dieser für meine Begriffe radikalen Kur sogar ablehnend gegenüber. Handelt es sich doch um eine Kur aus den 50-er Jahren, die so gut wie alle Erkenntnisse, die die Ernährungswissenschaft seither entwickelt hat, über den Haufen wirft. Crash-Kuren führen meist nicht zu dauerhaftem Gewichtsverlust, eine Unterschreitung der Mindestkalorienzahl über mehrere Wochen ist gesundheitlich bedenklich und kann zu körperlichen Schäden führen, wie etwa Verdauungsbeschwerden oder Hautproblemen, und das Lebensgefühl und die Leistungsfähigkeit sind während einer Kur mit solch extrem niedriger Kalorienzufuhr sind doch sehr eingeschränkt. Dies und mehr waren die Argumente, die mir als Heilpraktikerin spontan in den Sinn kamen. Von meinen Patienten wurde ich immer wieder auf die Kur angesprochen und reagierte dementsprechend, riet davon ab eine solch stark kalorienreduzierte Diät durchzuführen. Bis mich eine meiner Patientinnen eindringlich bat, ob ich sie nicht bei der hCG-Stoffwechselkur, die sie auch gegen meinen Rat durchführen wollte, zu unterstützen und ihren Gesundheitszustand während der Kur zu überprüfen. Ich willigte mit gemischten Gefühlen ein, da ich von der hCG-Diät noch immer nichts hielt, die Patientin jedoch auch nicht sich selbst überlassen wollte. Seither habe ich viele Patientinnen und Patienten kennengelernt, die die Kur – anfangs sehr zu meinem Erstaunen - mit Erfolg abgeschlossen haben. Natürlich wurde ich neugierig und habe mich näher mit den einzelnen Vorgaben der hCG-Kur beschäftigt und im Laufe der Zeit ein Konzept entwickelt, das bestimmte Risiken und Problematiken der Kur aufgreift und behandelt. Am Ende des Buches finden Sie als Download einen Fahrplan für eine abgeänderte Kur nach hCG-Vorbild, die moderne Erkenntnisse der Ernährungswissenschaft mit berücksichtigt – und durch die Sie ebenso schnell und zudem um einiges gesünder abnehmen.

An dieser Stelle der Hinweis: der Sinn und Zweck dieses Buches ist lediglich eine Beschreibung der hCG-Stoffwechselkur in einer Form, die gesundheitlich bedenkliche Aspekte abschwächt. Dennoch ersetzt dieses Buch keine ärztliche Beratung zu der Frage, ob diese Kur für Sie geeignet ist oder Sie diese Kur durchführen können oder dürfen. Vor Beginn der Kur wird dringend dazu geraten, mit Ihrem Arzt darüber zu sprechen und sich beraten zu lassen, ob sich diese Diät in Ihrem speziellen Fall eignet.

Schlankheitswahn vs. gesunder Körper

Opfern wir unsere Gesundheit der vermeintlichen Schönheit? Bevor wir in die Einzelheiten der hCG-Kur einsteigen, ein paar Vorbemerkungen: natürlich ist es nicht gesund, seinem Körper mehrere Wochen hindurch eine unzureichende Nährstoffzufuhr zuzumuten. Hier sind nicht nur Mineralien und Vitaminen gemeint. Dafür wird ohnehin geraten, Zusatzpräparate einzunehmen (dazu mehr im entsprechenden Kapitel). Aber auch Fett und Kohlenhydrate haben ihren gerechtfertigten Platz in unserer Ernährung. Zugegeben, sie sind in den meisten modernen Speisezetteln überbetont. Das gilt zudem leider vor allem für ihre höchst ungesunden Varianten wie Zucker und Weißmehl oder gesättigte tierische Fette und pflanzliche sogenannte Transfette oder hydrogenierte Fette. Diese sind in einer Vielzahl von Fertigprodukten enthalten und die Dickmacher Nummer eins. Die Idee der hCG-Diät ist geradezu verblüffend simpel: wir lassen Fett – und Zucker – völlig aus der Ernährung weg, und bringen dazu die körpereigenen Fettreserven zum Schmelzen. Die Geheimwaffe der Kur ist das menschliche Schwangerschaftshormon hCG. Dieses soll dafür sorgen, dass der Körper tatsächlich das hartnäckige Depotfett angreift statt wertvolle Muskelmasse aufzulösen. Außerdem soll hCG das Hungergefühl mildern und so das Durchhalten erleichtern.

Was die Kur so attraktiv macht, ist der schnelle Gewichtsverlust, das angeblich kaum bestehende Risiko für den gefürchteten Jo-Jo-Effekt sowie die Tatsache, dass bei der Kur kaum bis kein Sport getrieben werden muss, ganz im Gegensatz zu vielen moderneren Diäten. Die hCG-Stoffwechselkur wurde in den 50er Jahren ursprünglich für eine wohlhabende Bevölkerungsschicht entwickelt, die es sich leisten konnte, diese Kur bei einem mehrwöchigen Klinikaufenthalt mit täglicher Verabreichung der hCG-Hormone als Spritze durchzuführen. Etliche Stars und Schauspieler solle die Kur bereits erfolgreich absolviert haben und sie wird als der Geheimtipp bezeichnet, wie viele Schauspielerinnen von einer Rolle zur anderen vom Pummelchen wieder gertenschlank werden – und das innerhalb weniger Wochen, weswegen die hCG-Stoffwechseldiät auch als Hollywood-Diät bezeichnet wird.

Eine alte Methode neu entdeckt

Diese Überschrift wird in diesem Buch wörtlich genommen. Warum, so fragt man sich, kommt es dazu, dass in unserer modernen Zeit wieder so viel über eine 60 Jahre alte Kur geredet und geschrieben wird, obwohl es seither einige neue Erkenntnisse in der Ernährungswissenschaft gab, die der Herangehensweise der hCG-Stoffwechselkur widersprechen.

Die Antwort ist wahrscheinlich einfach, weil sie wirkt. Denn das tut sie tatsächlich, und das ist ihre große Stärke. Wer schnell seine Kilos loswerden will, findet mit der hCG-Stoffwechselkur eine Methode, die genau das leistet.

Daher finden Sie in diesem Buch die von Dr. Simeon stammende Originalanleitung mit den zugehörigen Anweisungen, wie die Kur ursprünglich in den 50-er Jahren durchgeführt wurde. Im Anschluss finden Sie als Ergänzung meine Empfehlungen, wie Sie die Kur auch nach dem heutigen Wissensstand möglichst gesund und schonend absolvieren können, ohne dabei Ihrer Gesundheit zu schaden. An der Kur an sich ist dabei nicht viel verändert, es handelt sich nur um Ergänzungen oder Richtigstellungen in Fragen, die mittlerweile einfach wissenschaftlich widerlegt sind.

Das Versprechen der hCG-Kur unter die Lupe genommen

Wenn Sie so skeptisch sind wie ich es war, ob diese Kur funktionieren kann, sehen wir uns einmal die folgenden Fragen an. Sollten Sie ohnehin davon überzeugt sein, die Kur durchführen zu wollen und nur nach praktischen Ratschlägen suchen, können Sie dieses Kapitel gerne überspringen.

1. Wie funktioniert Gewichtsverlust?

Man nimmt nur dann ab, wenn man dem Körper weniger Kalorien zuführt als er verbraucht. Das ist eine unumstößliche Tatsache. Genauer gesagt, besteht ein Kilogramm Körperfett aus darin gespeicherten 7000 Kalorien. Um ein Kilogramm abzunehmen, müssen also 7000 Kalorien eingespart und/oder zusätzlich verbrannt werden. Es ist eine einfache Rechnung, sich auszurechnen, wie viele Kilos man durch eine so extreme Kalorieneinsparung verlieren kann. Der tatsächliche tägliche Kalorienbedarf hängt von Körpergewicht, Alter und dem Aktivitätsniveau ab, gehen wir jedoch der Einfachheit halber einmal von einem Bedarf von etwa 2000 Kalorien pro Tag für eine 35-jährige, 65 kg schwere Frau bei leichter körperlicher Aktivität aus – dies wäre etwa ein halbstündiger Spaziergang pro Tag. Ist man nun nur noch 500 statt der benötigten 2000 Kalorien, spart man also 1500 Kalorien am Tag ein und nimmt so etwa alle 5 Tage ein Kilogramm ab. Die meisten herkömmlichen Diäten versprechen etwa ein halbes bis ein Kilogramm in der Woche – hier also in Punkto Geschwindigkeit ein ganz klarer Pluspunkt für die hCG-Stoffwechselkur.

Kritik: Jeder, der schon einmal eine Diät gemacht hat weiß, dass dies so nicht zutrifft, da der Körper nicht linear abnimmt. An den ersten Tagen geht es wesentlich schneller, da auch Wassereinlagerungen ausgeschieden werden. Dann tritt ein Gewöhnungseffekt ein und man nimmt langsamer ab, der Gewichtsverlust kann sogar stagnieren. Dennoch ist natürlich nicht von der Hand zu weisen, dass der Gewichtsverlust bei einer solch starken Kalorienreduktion deutlich schneller vonstatten gehen wird.

2. *Der Nährstoffbedarf*

Mit 500 Kalorien am Tag ist es unmöglich, den Nährstoffbedarf zu decken. Das ist ein ernster Kritikpunkt an einer auf 500 Kalorien beschränkten Diät. Zwar wird ausdrücklich betont, dass es sich um eine zeitlich befristete Diät handelt. Dennoch sind drei Wochen ein Zeitraum, in dem sich Mangelerscheinungen bereits manifestieren können. Hier sollte man sich selbst vernünftig einschätzen. Auch ein Besuch beim Arzt im Vorfeld der Diät ist ratsam. Körperlich gesunde Menschen halten die Kur meist problemlos durch, wenn jedoch bereits ein Mangel oder eine Anfälligkeit besteht, sollte man diese extrem kalorienreduzierte Kur nicht durchführen. Zudem führte Dr. Simeon, der Erfinder der hCG-Kur, diese in einem klinischen Umfeld durch, in dem die Gesundheit der Diät haltenden Personen unter ständiger Beobachtung stand. Führt man die Kur zuhause durch, sollte man daher unbedingt auf Anzeichen wie Müdigkeit oder Schwindelgefühle achten. Diese könnten auf eine Unterversorgung mit einigen Nährstoffen hinweisen. Eine schonendere Möglichkeit als die Originalkur, bei der diese Probleme kaum auftreten und bei der Sie genauso schnell und effektiv abnehmen, finden Sie weiter hinten im Buch beschrieben.

3. *Was ist mit der Haut?*

Ein Gewichtsverlust von 12-15 kg, wie er mit der hCG-Stoffwechselkur innerhalb von nur 3 Wochen möglich ist, fordert unserer Haut einiges ab. Sie muss sich an den neueren, schlankeren Körper anpassen, was nicht selten zunächst zu loser, schlaffer Haut und vermehrter Faltenbildung an den Problemzonen führen kann. Dem soll das Schwangerschaftshormon zwar entgegenwirken – dazu später mehr – aber trotzdem sollte man der Haut während der hCG-Kur besondere Pflege zuteil werden lassen. Das Thema Hautpflege wird weiter hinten im Buch noch einmal gesondert aufgegriffen.

4. *Was ist mit Sport?*

die hCG-Kur wurde in einer Zeit entwickelt, als es kaum verbreitet war, täglich Sport zu treiben, zu joggen, zu schwimmen, Aerobic war noch nicht erfunden und Fitnessstudios meist Männern und wenigen Frauen vorbehalten, die ernsthaft Muskelaufbau betreiben wollten. Daher findet man auch kaum Hinweise in der Originalkur, wie der Kalorienverbrauch bei sportlicher Betätigung gehandhabt werden soll. Die Empfehlungen in der Literatur sind unterschiedlich, die einen raten dazu, die sportlichen Aktivitäten während der Diätphase einzuschränken, die anderen dazu, die verbrauchten Kalorien durch schnell abbaubare Kohlenhydrate wie Traubenzucker zu ersetzen, wieder andere vertreten die Meinung, überhaupt nichts zu ändern oder zu ersetzen, denn je mehr Kalorien verbraucht werden, desto schneller ist schließlich die Gewichtsabnahme. Hier besteht also ganz klar ein Klärungs- und Anpassungsbedarf der Kur an moderne Gegebenheiten.

5. *Ist eine beinahe reine Proteinernährung schädlich?*

Da bei der hCG-Kur auf Fett und Kohlenhydrate verzichtet wird, stammen die verzehrten Kalorien beinahe ausschließlich aus Proteinquellen, abgesehen von den im Verhältnis wenigen Kalorien aus fettfrei zubereitetem Gemüse und einer kleinen Menge Obst. Ein Abbauprodukt der Proteinverdauung sind Purine. Diese führen zu einem Anstieg der Harnsäure können die Nieren belasten und sogar zu Nierensteinen führen. Daher ist es während der Kur besonders wichtig, viel Wasser zu trinken, um die Nieren gut zu spülen. Die Empfehlungen lauten, um die 1,5 bis 2 Liter zu trinken, diese Menge sollte keinesfalls unterschritten werden, da der Körper während dieser Zeit eher noch mehr Wasser braucht, nicht nur um den Nieren den Abbau von Harnsäure zu erleichtern, schließlich baut der Körper auch rasant Fett ab und setzt dadurch Giftstoffe frei, die aus dem Körper gespült werden müssen. Die richtige Trinkmenge erkennen Sie an der Farbe des Urins. Dieser sollte immer möglichst hell und klar sein. Färbt er sich deutlich gelb, trinken Sie zu wenig und müssen dringend die tägliche Wassermenge erhöhen.

Die hCG-Kur im Detail

Die Originalkur

Damit Sie einen Eindruck von der hCG-Stoffwechselkur bekommen, wie sie im Original beschrieben ist, erläutere ich Ihnen in diesem Kapitel die Vorgehensweise der Kur. Gleichzeitig sehen wir uns an, ob die einzelnen Punkte so haltbar sind und ob sie nach modernen Erkenntnissen nicht etwas anders gestaltet werden sollten.

Das hCG-Hormon

hCG ist eine Abkürzung für humanes Choriongonadotropin, ein Hormon, das vor allem von Frauen während einer Schwangerschaft gebildet wird. Das Hormon wird zwar auch von nicht-schwangeren Frauen und sogar von Männern gebildet, jedoch in deutlich geringeren Mengen. Das Hormon dient während der Schwangerschaft unter anderem dazu, das Ungeborene vor Nährstoffmangel zu schützen, indem bei Nahrungsmangel die Depotfette der Mutter abgebaut und dem Ungeborenen zur Verfügung gestellt werden. Genau diesen Nutzen verspricht das Hormon auch während der Diät. In der ursprünglichen Form wurde das Hormon täglich gespritzt. Da die wenigsten Menschen sich zu Hause spritzen können oder wollen, war also ein Klinikaufenthalt nötig, um die hCG-Kur durchzuführen. Heute gibt es einige Ersatzmethoden wie hCG-Tropfen oder Globuli, die täglich eingenommen werden können.

Wissenschaftliche Beweise, dass das Hormon tatsächlich beim Fettabbau hilft, gibt es jedoch nicht, im Gegenteil. Sich ausschließlich hCG zu spritzen oder es einzunehmen, führt keineswegs zu einem Gewichtsverlust, im Gegenteil, es würde eher eine Speicherung von Depotfett auslösen. Der Gewichtsverlust während der Diät stammt also ganz einfach von der starken Kalorieneinschränkung. Das Hormon soll dabei für besseres Wohlbefinden sorgen und den Fettabbau an den Stellen anregen, wo besonders hartnäckige Depots sitzen: besonders an Bauch, Po und Oberschenkeln. Auch hierzu gibt es keine wissenschaftlichen Untersuchungen, nur ein paar Überlegungen. Hintergrund hier ist wohl, dass bei einer solch geringen Anzahl an Kalorien der Körper eher dazu neigt, statt energetisch weniger anspruchsvoller Fettpolster eher energieintensivere Muskulatur abzubauen. Dem soll das hCG-Hormon entgegenwirken und die körperlichen Abbaubemühungen tatsächlich auf die Fettdepots lenken.

Hat das Hormon Nebenwirkungen?

Sowohl auf einschlägigen Internetseiten als auch in der Literatur zur hCG-Diät wird das Hormon als vollkommen harmlos angesehen. Der Körper scheide es nach etwa 2 Tagen vollständig aus, womit keine Langzeitwirkung entstehen kann. Ist das Hormon aber wirklich so harmlos? Immerhin greift ein täglich verabreichtes Hormon, ganz gleich in welcher Form, in den gesamten Hormonhaushalt des Körpers ein, der ein empfindliches und leicht zu störendes Gleichgewicht darstellt. So warnt zum Beispiel die Deutsche Gesellschaft für Endokrinologie ausdrücklich vor der hCG-Verabreichung zum Zwecke des Abnehmens im Rahmen der hCG-Stoffwechselkur. Bei Frauen könnten dadurch Regelstörungen hervorgerufen werden, auch Thrombosen seien denkbar. Ganz so harmlos ist die Hormoneinnahme also nicht, sondern kann durchaus zu längerfristigen Schädigungen führen. Das gilt für jede verabreichte Form des Hormons, auch für homöopathische Globuli. Auch wenn diese als harmlos angepriesen werden, ist Ihr Sinn und Zweck schließlich der Gleiche. Ansonsten wäre eine Einnahme relativ sinnlos.

Aber ist die Hormongabe wirklich notwendig, um die hCG-Kur durchzuhalten und den gewünschten Effekt zu erzielen?

Wie Sie sich sicher bereits denken können, habe ich meinen Patientinnen, die die Kur durchgeführt haben, von der Einnahme des Hormons abgeraten. Und auch ohne die Tropfen oder Globuli stellte sich der gewünschte Gewichtsverlust ein. Dieser wird nämlich mitnichten durch die Hormone, sondern durch die Einschränkung auf 500 Kalorien und eine kohlenhydrat- und fettlose Kost erreicht – die übrigens auch ganz von allein und ohne zusätzlich künstlich nachzuhelfen, den Hormonhaushalt des Körpers umstellt. In den 50-er Jahren, bei Entstehung der hCG-Kur war der Zusammenhang zwischen Insulin und Fettspeicherung jedoch noch kaum bekannt.

Daher kann man Dr. Simeon diese Unkenntnis verzeihen – vor dem Hintergrund des heutigen Stands der Wissenschaft muss man dies jedoch nicht unbedingt nachahmen. Der Durchhaltewillen und das Durchhaltevermögen war bei meinen Patienten auch ohne die Hormongaben vorhanden. Auch klagten sie nicht mehr über Hungergefühle als Leute, die parallel zu der Diät die Tropfen einnehmen. Proteinreiche Kost sättigt von ganz allein länger und vermeidet Blutzuckerspitzen, die schon nach kurzer Zeit wieder Hunger aufkommen lassen. Auch von diesem Gesichtspunkt aus ist die Einnahme des Hormons also nicht notwendig.

DIE 3 PHASEN

Die Original-hCG-Kur wird in drei verschiedenen Phasen durchgeführt, der Ladephase, der eigentlichen Diätphase von 21 Tagen, gefolgt von einer ebenfalls 21 Tage andauernden Stabilisierungsphase

LADEPHASE

An den beiden Tagen der Ladephase wird so viel gegessen wie man möchte, insbesondere fett- und zuckerreiche Lebensmittel sollen in dieser Phase verzehrt werden, und das in beliebiger Menge? Der Sinn dieser Phase soll es sein, die „Fettspeicher" zu füllen, damit die Kur besser durchgehalten wird. Dies sei für ein Gelingen der Kur sogar nötig, liest man in so gut wie allen Anleitungen zur hCG-Kur. Wo und was genau diese Fettspeicher sein sollen, wird jedoch nicht beschrieben. Sicher nimmt man möglicherweise ein halbes bis zu zwei Kilogramm zu, wenn man zwei Tage lang in Pizza, Torte, Chips und anderen fettigen Leckereien schwelgt. Dieser Umstand ist aber zu vernachlässigen, da während der Diätphase ein Vielfaches davon wieder abgenommen wird. Genaue Vorgaben über erlaubte und verbotene Nahrungsmittel gibt es in diesen beiden Tagen nicht: es wird gegessen, was schmeckt, und das in möglichst großen Mengen. Wer zwei Tage lang regelrechte Völlerei betreibt, hat normalerweise erst einmal die Nase voll davon und verspürt Lust auf leichte, gesunde Mahlzeiten. Und genau das scheint der Sinn hinter den beiden „Ladetagen" zu sein: wer sich noch einmal all das gönnt, worauf er während der nächsten 21 Tage verzichten soll, dem fällt es leichter, durchzuhalten.

Essen Sie also ruhig, worauf Sie Lust haben. Diesen Teil der hCG-Stoffwechsel-Originalkur dürfen Sie getrost 1:1 übernehmen, und wenn es nur der Motivation dient, die nächsten Wochen durchzuhalten. Mehr zu diesem Thema lesen Sie weiter hinten im Buch unter dem Stichpunkt Schummeltage.

DIÄTPHASE

In der Diätphase geht es zur Sache. Während dieser Phase werden nur höchstens 500 Kalorien pro Tag verzehrt. Diese bestehen laut hCG-Originalkur aus einem Mittag- und einem Abendessen und bei zu großen Hungergefühlen einem Stück erlaubtem Obst – Apfel oder Orange – zwischendurch. Auf da Frühstück wird zugunsten einer Kalorieneinsparung verzichtet.

Welche Nahrungsmittel darf man während der hCG-Diät zu sich nehmen? Wie bereits erwähnt, wird auf Kohlenhydrate soweit möglich verzichtet, also keine Getreideprodukte, kein Brot, keine Teigwaren, und auch kein stärkehaltiges Obst und Gemüse wie Bananen oder Kartoffeln. Fruchtzuckerhaltiges Obst wird nur in geringen Mengen verzehrt, in der Originalausgabe der Kur nur als Äpfel (bis zu 2 Stück pro Tag). Genauso gut eignen sich jedoch Birnen, Beeren (Erdbeeren, Blaubeeren, Brombeeren), Kiwi oder Orangen.

Die erlaubten Nahrungsmittel (siehe nachstehende Tabelle) werden zu zwei Hauptmahlzeiten zu sich genommen, also Mittag- und Abendessen. Diese bestehen jeweils aus einer 100 Gramm großen Portion magerer Proteinquelle wie magerem Fisch, Geflügel oder Fleisch oder für Vegetarier pflanzliche Quellen wie Seitan oder Soja, sowie einer Portion ohne Fett gegartes Gemüse.

Ebenso erlaubt sind pro Tag etwa zwei bis vier Grissini, fettfrei zubereitete Brotstangen, die mit ca. 6 kcal pro Stück kaum zu Buche schlagen (tolle Grissini-Rezepte finden Sie z.B. auf Chefkoch.de.). Alternativ eignen sich auch fettfrei zubereitete Reiswaffeln, hier jedoch höchstens 1 bis 2 pro Tag. Eine Reiswaffel hat im Durchschnitt etwa 30 kcal. Da es sich sowohl bei Grissini als auch bei Reiswaffeln um Kohlenhydrate handelt, sollten diese nur dann verzehrt werden, wenn es unbedingt notwendig ist. Erlaubt ist es, bei Hungergefühlen zwischendurch rohes Gemüse wie Sellerie oder Gurken zu knabbern, das kaum Kalorien liefert.

Da sich diese Phase über 3 Wochen hinzieht, kann es während der Kur durchaus zu Schwankungen in der Abnehmgeschwindigkeit und sogar zu Gewichtsschwankungen kommen. Stellt man fest, innerhalb der Diätphase nur noch langsam oder gar nicht mehr abzunehmen, wird empfohlen, einen „Apfeltag“ einzulegen, an dem ausschließlich Äpfel gegessen werden, diese dafür in beliebiger Menge. Alternativ kann man auch einen Tag lang nur Gemüsesuppe essen. Diese besteht aus in fettfreier Gemüse gegartem Lauch, Sellerie, Möhre, Rübe und Kohl. Auch davon darf eine beliebige Menge gegessen werden.

Durch die geringe Kalorienzufuhr erfolgt der Gewichtsverlust in dieser Zeit in rasanter Geschwindigkeit. Ein Gewichtsverlust von 8-12 kg ist durchaus möglich. Länger als drei Wochen sollte die Kur nicht am Stück ausgeführt werden. Zum einen kommen manche Nährstoffe zu kurz – vor allem die Speicher der fettlöslichen Vitamine müssen wieder aufgefüllt werden, auch bei einem Teil der B-Vitamine, die wir vor allem aus Getreide beziehen, kann nach 3 Wochen bereits ein Mangel entstehen. Zum anderen besteht die Gefahr, dass Ihr Körper sich mit der Zeit an die geringe Kalorienzufuhr gewöhnt und sozusagen in den „Notstandmodus“ schaltet. Dabei wird der Stoffwechsel so weit gedrosselt, dass der Nährstoffbedarf sinkt. Die Folge davon ist zunächst einmal, dass man weniger oder langsamer abnimmt, auch die Leistungsfähigkeit kann sinken, man fühlt sich müde und schlapp. Um dem vorzubeugen, sollten Sie daher nach drei Wochen unbedingt mit der nächsten Phase, der Stabilisierungsphase beginnen, in der mehr Kalorien und Nährstoffe verzehrt werden. Diese Phase dauert ebenfalls drei Wochen.

STABILISIERUNGSPHASE

In der Stabilisierungsphase wird der Körper nach und nach wieder an weitere Nahrungsmittel gewöhnt, die während der Diätphase verboten waren. Dies hat einen doppelten Sinn:

Erstens wird durch das schrittweise Hinzufügen von Lebensmitteln Verdauungsstörungen vorgebeugt, da der Körper langsam daran gewöhnt wird, wieder Getreideprodukte Hülsenfrüchte und alles andere zu verdauen, das zu einer vollwertigen, gesunden Ernährung gehört.

Zweitens verhindert die weiterhin geringe Kalorienzufuhr, dass ein sogenannter Jo-Jo-Effekt eintritt, also die mühsam abgenommenen Pfunde gleich wieder zurückkehren, weil zu schnell wieder kalorienreich gegessen wird.

In Beschreibungen der hCG-Kur liest man immer wieder, dass die Stabilisierungsphase notwendig sei, um die „Umstellung des Stoffwechsels" abzuschließen, damit der Körper aufgenommene Kalorien eher verbrennt als in Fett umwandelt. Vor welchem Hintergrund dies geschieht und wie dies funktioniert, wird jedoch nicht näher beschrieben.

Um den Stoffwechsel anzuregen, sind jedoch vor allem zwei Dinge notwendig: zum einen regelmäßige, gesunde Mahlzeiten, zum anderen genügend Bewegung in Form von sportlicher Betätigung. Eine zu lange andauernde Unterversorgung mit Kalorien wirkt hingegen verlangsamend auf den Stoffwechsel. Die moderne Ernährungswissenschaft setzt für Frauen 1200, für Männer 1500 Kalorien als absolute Untergrenze bei mittel- bis längerfristigen Diäten an, damit es nicht zu Nährstoffmängeln kommt. Die 1000 Kalorien der hCG-Stabilisierungsphase liegen immer noch deutlich unterhalb dieser Empfehlungen und sind daher mit Vorsicht zu genießen. Wie lange Sie die Stabilisierungsphase durchhalten, hängt also weniger von einer Stabilisierung im eigentlichen Sinne ab, sondern vor allem davon, wie viel Sie noch weiter abnehmen wollen. Eine schrittweise Steigerung auf 1200 bzw. 1500 Kalorien noch während der dreiwöchigen Stabilisierungsphase ist unter gesundheitlichen Gesichtspunkten sogar ratsam.

MAHLZEITEN WÄHREND DER DIÄTPHASE:

FRÜHSTÜCK

In der Original-hCG-Kur wird empfohlen, möglichst auf das Frühstück zu verzichten. Dadurch werden zwar Kalorien eingespart, jedoch wird in so gut wie jeder modernen Veröffentlichung zum Thema Ernährung aufs Schärfste davon abgeraten, das Frühstück ausfallen zu lassen. Es gibt mittlerweile Untersuchungen dazu, dass abnehmwillige Personen, die ein gesundes Frühstück zu sich nehmen, schneller abnehmen als diejenigen, die nicht frühstücken. Zum einen liegt dies daran, dass auch hier der Stoffwechsel durch mangelnden „Brennstoff" verlangsamt wird, wodurch weniger Kalorien verbrannt werden. Zum anderen stellt sich ohne Frühstück am späten Vormittag oder spätestens zum Mittagessen ein solches Hungergefühl ein, dass man erst recht mehr isst. Besonders gefährlich sind die Hunger-Durchhänger am späten Vormittag. Insbesondere, wer zu dieser Zeit im Büro sitzt, wird schnell dazu verleitet, zu ungesunden Lebensmitteln aus dem Automaten oder vom Bäcker um die Ecke zu greifen, um das Hungergefühl zu stillen.

TIPP: nehmen Sie sich eine kleine Zwischenmahlzeit für den Vormittag mit ins Büro. Ein in Spalten geschnittener Apfel und/oder eine Reiswaffel oder zwei bis vier Grissini können über das Hungerloch am Vormittag hinweghelfen und Ihre Leistungsfähigkeit erhalten.

Ganz auf das Frühstück zu verzichten, ist also nicht ratsam. Andererseits sind 500 Kalorien pro Tag wirklich nicht viel, und bei den beiden warmen Mahlzeiten am Mittag und am Abend ist es bei Protein- und Gemüseanteil kaum möglich, deutlich unter jeweils 180-200 Kalorien zu bleiben. Es bleibt also nicht viel übrig, das auf Frühstück und evtl. zwei kleine Snacks aufgeteilt werden kann.

Meine persönliche Empfehlung in Punkto Frühstück lautet daher:

- Etwa 30 – 60 Minuten nach dem Aufwachen eine Reiswaffel
- Am späten Vormittag ein Apfel, eine Birne oder ein paar Gurkenscheiben mit einem Magerjoghurt. Wenn Sie Magerjoghurt essen, sollten Sie die darin enthaltene Proteinmenge beim Mittag- oder Abendessen abziehen.

MITTAGESSEN

Beim Mittagessen können Sie folgende Regel anwenden, um ein sättigendes, leichtes und völlig kohlenhydratfreies Essen zuzubereiten, das den Anforderungen der hCG-Diät entspricht:

Mengenmäßig sollte der größte Anteil der Mahlzeit aus gedämpftem, in Wasser gedünstetem, gekochtem oder gegrilltem Gemüse bestehen. Mindestens die Hälfte des Tellers sollte mit Gemüse bedeckt sein. Den Proteinanteil, der in der Originalkur aus Fleisch oder Fisch besteht, sollte abgewogen werden: 100 Gramm pro Mahlzeit sind die erlaubte Menge.

Auf diese Art versorgen Sie Ihren Körper mit genügend Vitaminen und Ballaststoffen aus dem Gemüse. Dies wirkt in Verbindung mit dem Proteinanteil er Mahlzeit angenehm sättigend, und es kommt während des Nachmittags kein Hungergefühl auf.

Vegetarier können als Proteinanteil zu Soja- oder Seitan-Produkten greifen (siehe Amazon):

- Rapunzel Soja-Schnetzel fein
- Verival Tofu natur
- Vegamigo Seitan Pulver

Links zu ausgewählten Produkten finden Sie unter www.indie-autor.de/sommer/hcg-links .

Insbesondere die Sojaprodukte sind jedoch nicht frei von Kohlenhydraten und entsprechen daher nicht der hCG-Kur in Reinkultur. Achten Sie daher besonders auf die Kalorienmenge. 100 Gramm Soja liefern etwa 350 Kalorien (Trockengewicht), pro Mahlzeit dürfen daher höchstens 40 bis 50 Gramm verzehrt werden. Seitan ist durch den deutlich geringeren Anteil an

Kohlenhydraten besser geeignet, wird andererseits jedoch nicht von jedem vertragen. Eine weitere Alternative sind Lupinenprodukte wie Süsslupinenmehl. Ebenfalls hochwertige Hülsenfrüchte oder Mehl aus Hülsenfrüchten wie Kichererbsenmehl sind zwar ebenso proteinhaltig wie Soja, enthalten neben Kohlenhydraten jedoch leider auch einen Fettanteil und scheiden damit für die hCG-Diät aus.

Auch auf Eier und Milchprodukte können Sie während der hCG-Kur zurückgreifen. Milchprodukte wie fettfreier Quark, Hüttenkäse, Harzer Rolle oder fettfreier Joghurt liefern hochwertiges Protein ganz ohne Fettanteil. Dass von Milchprodukten in der Original-hCG-Diät abgeraten wird, liegt sicherlich in erster Linie daran, dass fettfreie Produkte zur Zeit der Entwicklung der Kur unbekannt waren.

Zum Thema Eier: hier gibt es unterschiedliche Empfehlungen, bewährt hat sich jedoch folgende Zusammensetzung: pro Mahlzeit ein ganzes Ei, also mit Eigelb, plus zwei Eiweiß ohne Eigelb können verzehrt werden. Die Eier können entweder gekocht oder in einer antihaftbeschichteten Pfanne fettfrei gebraten werden. Gekochte Eier sind zum Beispiel eine gute Ergänzung zu einer großen Schüssel fettfrei zubereitetem Salat (siehe fettfreies Salatdressing bei den Beispiel-Grundrezepten weiter hinten im Buch). Die übrig gebliebenen Eigelbe können vom Rest der Familie verwertet werden.

Konkret sieht das Mittagessen für die Diätphase also wie folgt aus.

Proteinanteile:

- 100 Gramm Fleisch, Geflügel oder Fisch, ohne Fett gebacken, gegrillt, gedämpft, ODER
- 100 Gramm Magerquark, ODER
- 1 ganzes Ei plus 2 Eiweiße, ODER
- 50 Gramm Sojaschnitzel oder Tofu, ODER
- 100 Gramm Seitan, ODER
- 100 Gramm Lupinentofu

Gemüseanteile:

- In beliebiger Menge, fettfrei gedämpftes, gebackenes, gegrilltes, gedünstetes Gemüse (siehe erlaubte Sorten in der Nahrungsmitteltabelle)

Abendessen

Für das Abendessen gelten im Prinzip exakt die gleichen Vorgaben wie für das Mittagessen. Ich empfehle jedoch, die Zusammensetzung der Mahlzeiten abzuwechseln, also nicht zweimal am Tag Geflügel oder zweimal am Tag Fisch zu essen, sondern zum Beispiel Mittags eine Portion Fisch, abends dann Eier oder Geflügel. Während der hCG-Kur sollte man immer im Auge behalten, wie wenige Kalorien dem Körper zugeführt werden. Daher ist es anzuraten, dass die Kalorien, die man während dieser Phase verzehrt, möglichst hochwertig und vielseitig sind. Das Gleiche gilt für Gemüse: sorgen Sie auch hier für möglichst viel Abwechslung. Das tut nicht nur Verdauung und Wohlbefinden gut, sondern hilft auch, die Motivation zu erhalten. Abwechslung unterstützt das Durchhaltevermögen!

Snacks

Während der hCG-Kur sind einige Snacks erlaubt, die im Folgenden aufgelistet sind. Behalten Sie dabei immer die Höchstzahl an Kalorien im Auge. 500 Kalorien am Tag ist die Obergrenze.

Wenn Sie also einmal ein Mittagessen zu sich genommen haben, das ein wenig mehr Kalorien liefert als 200 kcal, sollten Sie versuchen nicht zusätzlich zu Snacks greifen, sonst befinden sich schnell 100 bis 200 kcal mehr auf dem Konto.

Erlaubte Snacks während der hCG-Kur:

- Grissini
- Reiswaffeln
- Apfel
- Birne
- Beeren (Erdbeeren, Blaubeeren, Himbeeren, Brombeeren, Preiselbeeren)
- Orange
- Magerjoghurt (0% Fett)

GETRÄNKE

Die folgenden Getränke sind während der Diätphase der hCG-Kur erlaubt:

- Schwarzer oder grüner Tee
- Kräutertee
- Kaffee
- Wasser

Tee und Kaffee muss ungesüßt getrunken werden, also ohne Zucker und auch ohne Süßstoff. Die einige Ausnahme sind reine Stevia-Tropfen, diese können zum Süßen verwendet werden. Ein Teelöffel fettfreie Magermilch (0% Fett) ist erlaubt. Dies ist zwar in der Originalbeschreibung der Kur nicht enthalten, damals gab es allerdings höchstens Milch mit 1,5% Fettgehalt, keine wirklich fettfreie Milch.

An dieser Stelle noch einmal der Hinweis: Die tägliche Trinkmenge liegt bei mindestens 2 bis 2,5 Liter. Da während der Kur Fett abgebaut wird, setzt der Körper Giftstoffe wie Harnsäure und eingelagerte Stoffe frei, die durch die Nieren ausgeschieden werden müssen. Aus diesem Grund ist es besonders wichtig, viel zu trinken. Die oben angegebene Menge ist unbedingt als Mindestmenge zu begreifen, es darf auch gerne mehr sein.

Liste der erlaubten Nahrungsmittel + Kalorientabelle

Gemüse

Sorte	**kcal pro 100 Gramm**
Paprika	0
Zucchini	20
Stangensellerie	15
Aubergine	15
Weißkohl	25
Blumenkohl	20
Brokkoli	45
Grünkohl	25
Fenchel	25
Gurke	10
Spinat	15
Mangold	25
Kopfsalat	10
Rucola	25
Champignons	15
Artischocke	20
Radieschen	15
Tomate	15

Obst

Sorte	**kcal pro 100 Gramm**
Apfel	50
Birne	25
Blaubeeren	35
Brombeeren	35
Erdbeeren	30
Himbeeren	35
Grapefruit	50
Orange	45
Zitronensaft	25

Fleisch

Sorte	kcal pro 100 Gramm
Mageres Kalbfleisch, Brust	130
Mageres Kalbfleisch, Schnitzel	110
Mageres Rindfleisch, Filet	120
Mageres Rindfleisch, Steak	130
Mageres Rindfleisch, Tatar	115

Geflügel

Sorte	kcal pro 100 Gramm
Hähnchenbrust oder -schenkel	160
Putenbrust	110

Fisch und Meeresfrüchte

Sorte	kcal pro 100 Gramm
Kabeljau	90
Heilbutt	110
Thunfisch (frisch)	105
Garnelen	100
Shrimps	90
Tintenfischringe (unpaniert)	100

Pflanzliche Proteinquellen

Sorte	kcal pro 100 Gramm
Soja (trocken, Granulat)	365
Seitan	370

Eier und Milchprodukte

Sorte	kcal pro 100 Gramm
Ei, ganz	77
Ei, Eiweiß	19
Magerquark	32
Magerjoghurt (0% Fett)	56
Hüttenkäse (1% Fett)	73
Harzer Rolle	113

Verbotene Lebensmittel:

Während der hCG-Diätphase sind Fett und Kohlenhydrate verboten. Neben Getreideprodukten, Fetten und Ölen gehören also auch stärkehaltige Obst- und Gemüsesorten, sehr süße Früchte wie Honigmelone und fette Fleisch und Fischsorten auf die Verbotsliste. Diese Lebensmittel dürfen Sie während der hCG-Kur nicht essen:

- Fettes Fleisch, Gefügelhaut, fetter Fisch wie Lachs oder Makrele.
- Stärkehaltige Gemüsesorten wie Kartoffeln, Karotten, Kürbis.
- Hülsenfrüchte aller Art, wie Erbsen, Bohnen, Kichererbsen.
- Stärkehaltiges oder sehr süßes Obst wie Banane, Honigmelone, Mango, Kaki.

Nahrungsmittelergänzung – mit Mineralien und Vitaminen gegen Mangelerscheinungen

Wie bereits erwähnt, ist eine Deckung des Bedarfs an sämtlichen Mikronährstoffen wie Mineralien, Spurenelementen und Vitaminen, bei 500 kcal am Tag nicht möglich. Diese Menge liegt bei weniger als der Hälfte (bei Frauen) bzw. bei einem Drittel (bei Männern) der empfohlenen Tageskalorienmenge zum gesunden Abnehmen. Daher kann es leicht zu einer Unterversorgung kommen. Besonders die Vitamine des B-Komplexes, verschiedene Mineralstoffe, alle fettlöslichen Vitamine und vor allem auch die essentiellen Fettsäuren wie Omega 3 sind betroffen und können bei der hCG-Diät deutlich zu kurz kommen. Daher ist zumindest während der Diätphase die Einnahme eines Ergänzungspräparats unbedingt anzuraten.

Diese beiden Ergänzungspräprate deckendie wichtigsten Nährstoffe vollständig ab und eignet sich daher besonders zur Einnahme während der Kur. Beachten Sie jedoch, dass Sie durch Stress, Erkrankungen und aus anderen Gründen einen erhöhten Bedarf an bestimmten Vitaminen und/oder Spurenelementen haben könnten, der auch durch diese Präparate nicht abgedeckt wird. Die Präparate sind aufgrund ihrer Dosierung nicht für schwangere und stillende Frauen geeignet (Schwangere Frauen sollten die hCG-Kur jedoch ohnehin nicht durchführen).

- Sanatogen A-Z komplette Multivitamin
- Biofood Multivitamin, Mineralien, hochdosiert

Links zu ausgewählten Produkten finden Sie unter www.indie-autor.de/sommer/hcg-links .

KRITIK AN DER REINEN HCG-KUR - ZUSAMMENFASSUNG

Wie Sie bereits gelesen haben, rate ich davon ab, die hCG-Kur 1:1 zu übernehmen. Sicher nimmt man bei einer so geringen Kalorienmenge wie 500 kcal pro Tag ab, und das sogar recht schnell. Allerdings ist es umso wichtiger, einige Grundregeln zu befolgen, um nicht Raubbau am eigenen Körper und der Gesundheit zu betreiben. Denn Wissensstand und Methoden haben sich seit den Entstehungsjahren dieser Kur in den 50-er Jahren doch deutlich weiterentwickelt. Fassen wir einmal die wichtigsten Punkte zusammen:

- **Fehlendes Frühstück** fährt den Stoffwechsel herunter: stellen Sie sich vor, Sie fahren Ihr Auto aus der Garage, ohne zu tanken. Schon bald wird es aus Spritmangel liegenbleiben. Dem Körper geht es nicht anders: ohne Energie am Morgen werden wir vormittags schlapp und hungrig, Heißhungerattacken drohen und das Durchhaltevermögen wird auf eine harte Probe gestellt.
- **Gewöhnungseffekt**: unser Körper ist erstaunlich anpassungsfähig und in der Lage, sich an eine geringe Kalorienzufuhr zu gewöhnen. Hier greift ein Mechanismus, der das Überleben unserer Vorfahren gesichert hat, als der Mensch sich täglich sein Essen hart erarbeiten musste. Bei weniger Nahrungsangebot wird der Stoffwechsel einfach s weit herunter gefahren, dass weniger Energie verbraucht wird. Das führt schlimmstenfalls dazu, dass man auch bei einer solch geringen Kalorienmenge von 500 kcal/Tag nicht mehr oder kaum mehr abnimmt. Das würde bedeuten, man hungert völlig umsonst. Um dies zu vermeiden, stelle ich Ihnen im nächsten Kapitel einen ebenso einfachen wie angenehmen Trick vor.

- **Nährstoffmangel**: Bei 500 kcal pro Tag ist es nicht möglich, den täglichen Bedarf an sämtlichen Nährstoffen zu decken. Auch wenn zum Ausgleich Vitamin- und Mineralpräparate empfohlen werden, sollte die Nährstoffzufuhr aus der Nahrung erfolgen, nicht durch künstlich ergänzt werden. Schon von daher ist die zeitliche Begrenzung der Kur unbedingt einzuhalten.
- **Was ist mit Sport?** Sport wird in den überlieferten Aufzeichnungen zur hCG-Kur nicht ausdrücklich erwähnt. Dies liegt vermutlich an einem völlig anderen Zeitgeist in den 50-er Jahren im Vergleich zu heute. Die hCG-Kur ist eher eine Kur, die ohne sportliche Betätigung funktioniert. Prima, werden nun einige sagen, dann muss ich mich nicht abrackern. Heute weiß man jedoch, dass Sport absolut zu einem gesunden und vor allem nachhaltigen Abnehmprogramm dazu gehört, und das nicht zuletzt vor folgendem Hintergrund: Fett ist für den Körper energetisch weniger „kostspielig“ als Muskulatur, für den Erhalt von Fettgewebe müssen also deutlich weniger Kalorien aufgewendet als für das energieintensivere, anspruchsvollere Muskelgewebe. Da unser Körper jedoch vor allem überleben will und das gute Aussehen nur an zweiter Stelle steht, wird bei Nahrungs- und Kalorienmangel zuerst nicht benötigtes Muskelgewebe abgebaut, bevor der Körper das wenig anspruchsvolle Fettgewebe angreift. Sicher, werden Sie jetzt denken, daher soll man bei der hCG-Kur ja schließlich das Schwangerschaftshormon einnehmen. Nun, es gibt keinerlei wissenschaftlichen Beweis dafür, dass dies funktioniert. Im Gegenteil, eine alleinige Einnahme des Hormons ohne Veränderung der Ernährung führt sogar zu einer Gewichtszunahme statt zu einer Gewichtsabnahme. Ob ein solches Hormon nun wirklich das Mittel der Wahl zum Abnehmen ist, kann jeder für sich selbst entscheiden. Ich persönlich rate meinen Patienten und Patientinnen von der Einnahme ab und rate stattdessen zu einem leichten bis mäßigen Bewegungs- oder Sportprogramm (siehe folgendes Kapitel).

- **Kosmetik:** angeblich nehmen die Fettzellen des Körpers Fett auch durch die Haut auf. Da während der hCG-Kur auf jegliches Fett verzichtet werden soll, sind auch fetthaltige Kosmetika verboten. Ich bin mir nicht ganz sicher, ob diese Vorgabe von Dr. Simeon selbst oder von einem seiner Nachahmer stammt. Bei allem Respekt, aber diese Annahme ist blanker Unsinn. Die Einlagerung von Energie in den Fettzellen ist ein recht komplizierter Stoffwechselvorgang, an dem verschiedene Verdauungsorgane beteiligt sind. Man darf sich die Sache nicht so vorstellen, dass die Fettzellen Fett einfach wie ein Schwamm aufsaugen, auch Fett, das man einfach von außen auf die Haut streicht. Dieses verbleibt in den äußeren Schichten der Haut und gelangt nicht in signifikanten Mengen in den Blutkreislauf – damit ist es vollkommen ausgeschlossen, dass dieses Fett in irgendeiner Form als Körperfett gespeichert wird. Sie können Ihre gewohnten Cremes und Kosmetika also getrost auch während der hCG-Kur benutzen. Ihre Haut wird Ihnen dies sogar danken, denn bei einer so schnellen Gewichtsabnahme wird die Haut ganz schön in Mitleidenschaft gezogen. Damit sich dies nicht als schlaffe Hautstellen bemerkbar macht, benötigt die Haut in dieser Zeit sogar besonders intensive Pflege mit einer hochwertigen Lotion oder Creme. Besonders Bauch, Hüfte, Oberschenkel, aber auch Gesicht, Hals und Oberarme sind für eine Intensivpflege während der Kur dankbar.

Durch kleine Änderungen zu mehr Erfolg

Kritik an sich ist gut und schön, aber in diesem Buch geht es ja nicht in erster Linie darum, Problematiken und sogar Fehler der hCG-Diät aufzuzeigen, sondern auch und vor allem darum, Ihnen einen Fahrplan in die Hand zu geben, wie Sie mit ein paar kleineren Abwandlungen eine deutlich gesündere und mindestens ebenso effektive Möglichkeit zum Abnehmen umsetzen können.

Schummeltage

Diese Änderung wird all denjenigen besonders gefallen, die sich fragen, wie um Himmels Willen sie drei Wochen am Stück mit so wenig Essen durchhalten sollen. Die gute Nachricht ist: das müssen Sie auch gar nicht. Legen Sie sowohl während der Diätphase als auch während der Stabilisierungsphase einfach einmal in der Woche einen Schummeltag ein, an dem alles erlaubt ist, was schmeckt. Klingt kontraproduktiv, wenn man schließlich möglichst schnell und viel abnehmen will? Das ist es nicht. Schummeltage bieten einige Vorteile, die die Nachteile aufwiegen und sogar übertreffen:

- Durch regelmäßige Schummeltage wird das Durchhalten deutlich vereinfacht. Es fällt merklich leichter, sich darauf zu konzentrieren, ein paar wenige Tage konsequent zu bleiben als ganze drei Wochen.
- Man trickst die eigenen Gelüste förmlich aus: wenn man an einem Tag in der Woche alles essen darf, was schmeckt, sind kalorienreiche, fettige Nahrungsmittel schon längst nicht mehr so verlockend.
- Verbesserung der Nährstoffzufuhr. Wer an seinem Schummeltag darauf achtet, nicht nur mehr sondern auch möglichst gesund zu essen, kann diese Tage auch nutzen, die Nährstoffspeicher wieder aufzufüllen, etwa mit Vollkorngetreideprodukten, Hülsenfrüchten und Gemüse- und Obstsorten, die während der Diättage verboten sind. Natürlich dürfen Sie an einem Schummeltag auch ungesunde Dinge wie Pizza oder Kuchen essen.

Die meisten Personen, die die abgewandelte hCG-Kur auf diese Art durchgeführt haben, verspüren jedoch tatsächlich von ganz allein weniger Lust auf diese Dickmacher – ein positives Zeichen: der Körper stellt sich um und gewöhnt sich an weniger gehaltvolle Nahrungsmittel.

- Eine Verlangsamung des Stoffwechsels wird verhindert. Dies ist mit das wichtigste Argument dafür, einen solchen Schummeltag einzulegen. Während es sich bei einer extrem kalorienreduzierten Ernährung kaum vermeiden lässt, dass der Stoffwechsel mit der Zeit in den Sparmodus schaltet, können Sie durch einen Schummeltag in der Woche dafür sorgen, dass Ihr Stoffwechsel weiterhin leistungsfähig bleibt und die Kalorienverbrennung effizient funktioniert.

ABLAUF DER SCHUMMELTAGE

Um eine Frage, die die meisten von Ihnen stellen werden, gleich vorweg zu beantworten: ja, es ist möglich, dass man an einem Schummeltag punktuell zunimmt. Etwa ein halbes bis ein Kilogramm mehr kann die Waage am nächsten Tag durchaus anzeigen. Auf die gesamten drei Wochen gesehen ist dies jedoch unerheblich, da durch die Anregung des Stoffwechsels durch die Schummeltage die Kalorienverbrennung effizient bleibt und unterm Strich genauso viele Pfunde purzeln – nur auf deutlich angenehmere und auch gesündere Art und Weise.

Erlaubt ist an einem Schummeltag wirklich alles, was Sie essen wollen. Wenn Sie die letzten drei Tage Gelüste auf Pommes Frites oder ein Stück Torte verspürt haben, gönnen Sie sich diese ruhig. Genau dazu ist der Schummeltag da. Und am nächsten Tag geht es genauso konsequent wieder weiter mit der Kur.

Die Häufigkeit der Schummeltage: setzen Sie einen Schummeltag etwa alle 7 – 10 Tage an. Sie können Ihren Schummeltag auch jede Woche am gleichen Tag planen, wenn dies für Sie besser durchführbar ist – zum Beispiel, wenn Sie am Wochenende Zeit mit der Familie verbringen oder mit Freunden essen gehen wollen.

Bei der Durchführung des Schummeltags ist eigentlich nur eins wichtig: planen Sie Ihre Schummeltage im Voraus und halten Sie sich auch daran. Wenn Sie auf einmal zwei Schummeltage pro Woche einlegen, hat das Diätprogramm keinen Sinn mehr. Sie haben sich wahrscheinlich für die hCG-Kur entschieden, um in kurzer Zeit ein paar Pfunde loszuwerden. Das ist auch tatsächlich zu schaffen, wenn Sie sich an das Programm halten. Ein Schummeltag in der Woche ist genehmigt – aber mehr nicht. Am nächsten Tag wird die Kur weitergeführt wie gehabt.

Manche Leute stellen fest, dass ihnen ein Schummeltag mehr schadet als nützt, weil der erneute Einstieg in die Kur schwer fällt. Hier ist jeder unterschiedlich, und die Frage, ob Sie einen Schummeltag einlegen, können Sie ganz individuell beantworten. Schummeltage sind ein „Darf", kein „Muss".

FRÜHSTÜCK IST WICHTIG

Diesen Punkt haben wir weiter oben schon behandelt, da er aber wichtig ist und von den ursprünglichen Empfehlungen zur Kur abweicht, möchte ich ihn hier noch einmal aufgreifen. Sie müssen auch während der hCG-Kur nicht auf Ihr Frühstück verzichten, sondern können und sollen ein Frühstück zu sich nehmen. Die Zusammensetzung hängt von Ihren sonstigen Gewohnheiten ab. Es gibt Frühstücksmuffel, die ohnehin nicht gern frühstücken. Wenn dies auf Sie zutrifft, können Sie sich die meisten der nur 500 Kalorien für den Rest des Tages aufsparen. Ein paar Grissini oder eine Reiswaffel zu einer Tasse schwarzem Kaffee (ein Teelöffel fettfreie Magermilch im Kaffee ist erlaubt) oder Tee sollten es aber schon sein. Zusätzlich essen Sie am Vormittag einen Apfel oder eine Portion der weiteren erlaubten Obstsorten.

Wenn Sie gern ausgiebig frühstücken, kommt hier eine Alternative für Sie:

Sie können ein Omelett ohne Fett und nur aus Eiweiß zubereitet servieren. Die Eiweiße von zwei Eiern schlagen nur mit insgesamt 34 Kalorien und so gut wie keinem Fettanteil zu Buche, sind also fast zu vernachlässigen. Dazu ein oder auch zwei Reiswaffeln, und Sie haben ein Frühstück von unter 100 Kalorien. Während des Vormittags können Sie ein wenig Gurke oder Sellerie knabbern, wenn es sein muss, auch einen Apfel.

Süße Frühstücksalternative: Bratapfel mit Magerquark. Den Apfel aushöhlen und ca. 20 Minuten im Ofen bei 200 Grad garen. Der Apfel erfordert keinerlei Aufmerksamkeit, man kann ihn z.B. vor der morgendlichen Dusche in den Ofen schieben und dann duftend und heiß herausholen. Dazu 2 – 3 Esslöffel ungesüßter Magerquark – die Süße stammt allein aus dem Apfel.

Sport während der hCG-Kur

Wie bereits erwähnt, gibt es hier keine konkreten Empfehlungen vom „Erfinder“ der Kur. In den Veröffentlichungen zur hCG-Kur liest man immer wieder, dass ein wenig leichte körperliche Betätigung nützlich ist, auf anstrengenden Sport aber verzichtet werden sollte.

Was aber, wenn man nicht auf sein gewohntes Programm verzichten möchte? Meiner Meinung nach ist die Antwort ganz einfach. Wenn Sie eine Ausdauersportart betreiben, z.B. mehrmals die Woche laufen, Aerobic betreiben, schwimmen, radfahren oder z.B. aktiv Tennisspielen, etc., können und sollen Sie dies während der Kur natürlich gerne fortsetzen. Machen Sie Ihr Sportprogramm einfach von Ihrem Wohlbefinden abhängig und hören Sie auf Ihren Körper. Fühlen Sie sich müde und energielos, sollten Sie Ihr Programm natürlich etwas einschränken.

Beim Sport verbraucht der Körper Kalorien – bei intensiveren Sportarten sogar mehr als die während der Kur täglich zugeführten 500 Kalorien. Um sportlich leistungsfähig zu bleiben, sollten Sie diese verbrauchten Kalorien zumindest zum Teil wieder auffüllen – indem Sie mehr von den erlaubten Lebensmitteln essen. Vor dem Sport liefern fettfreie Kohlenhydrate Energie – keine Sorge, dies ist schnell verfügbare Energie, die Sie gleich anschließend wieder verbrennen; z.B. ein bis zwei Reiswaffeln und danach eine Portion Joghurt oder Quark. Es gibt für jedes Smartphone Apps wie z.B. „Runtastic“, die Ihren Kalorienverbrauch relativ zuverlässig aufzeichnen. Dadurch sehen Sie die Höchstgrenze der zusätzlich verbrauchten und damit „erlaubten“ Plus-Kalorien, die Sie essen dürfen. Natürlich können Sie auch darunter bleiben, solange Sie sich wohlfühlen. Aber mindestens die Hälfte der verbrauchten Kalorien sollte nachgefüllt werden, ansonsten muss der Körper zu sehr an seine Reserven gehen.

Der Stoffwechselkur-Fahrplan

Zum Abschluss habe ich den Ablauf der Kur noch einmal tabellarisch aufbereitet, damit Sie einen einfachen Überblick über die Kur haben:

Tag 1 und 2: Ladephase

Frühstück, Mittagessen, Abendessen sowie Snacks: alles, was schmeckt, gerne zucker- und fetthaltige Lebensmittel.

Tag 3 bis 23: Diätphase

Frühstück:

- „Sparfrühstück“: Eine Reiswaffel, 2 bis 4 Grissini, evtl. etwas rohes Gemüse, z.B. Gurke oder Tomate, dazu Kaffee oder Tee
- „Herzhaftes Frühstück“: Die Eiweiss von 2 Eiern, entweder als Rührei, Omelett oder hart gekocht. Dazu eine Reiswaffel oder 2 bis 4 Grissini, Kaffee oder Tee.
- „Süßes Frühstück“: Bratapfel mit Quark, ODER Quark mit 50 Gramm frischen Beeren, ODER ein Glas frisch gepresster Orangensaft und ein Magerjoghurt, Kaffee oder Tee.

Mittagessen:

- 100 Gramm Fleisch/Fisch/Pflanzliche Proteinquelle/Magerquark/Magerkäse aus den erlaubten Lebensmitteln in der Tabelle
- Reichlich fettfrei zubereitetes Gemüse aus den erlaubten Sorten aus der Tabelle.
- Alternativ können Sie auch an ein oder zwei Tagen die Woche eine Gemüsesuppe aus Lauch, Sellerie, 1 Karotte (hier ist sie erlaubt) und Weißkohl mit einem fettfreien Brühewürfel zubereiten. Diese Suppe enthält keinen Proteinanteil, Sie können davon eine beliebige Menge essen, bis Sie satt sind. Die Suppe kurbelt das Abnehmen noch einmal richtig an.
- Falls Sie Milchprodukte verwenden, achten Sie darauf, dass diese wirklich fettfrei sind.

Abendessen: Analog zu Mittagessen

Tag 24 bis 44: Stabilisierungsphase

Dauer: ebenfalls 3 Wochen. Die erlaubten Nahrungsmittel bleiben zunächst die gleichen, allerdings steigern Sie die Menge zunächst auf 1000, in der 2. Woche auf 1200 bis 1500 Kalorien. Nehmen Sie pro Woche auch ein weiteres Nahrungsmittel hinzu.

In der 1. Woche weitere Obstsorten: Banane, Melone, alles, was Ihnen schmeckt.

In der 2. Woche Vollkorngetreideprodukte und Hülsenfrüchte: Müsli, Vollkornreis, Vollkornpasta, Brot, weitere Vollkornprodukte, Erbsen, Bohnen, Kichererbsen, etc.

In der 3. Woche können Sie wieder auf Ihren gewohnten Speisezettel zurückgreifen, allerdings innerhalb der erlaubten Kaloriengrenze.

Den Stoffwechselkur-Fahrplan können Sie zusammen mit der Liste der Nahrungsmittel unter www.indie-autor.de/sommer/stoffwechselkur/ herunterladen.

Wenn Sie jetzt Lust haben, gleich anzufangen, haben Sie alles, was Sie zu einem Gelingen der Kur brauchen. Ich wünsche Ihnen viel Erfolg!

Eine kleine Bitte zum Abschluss

Wenn Ihnen dieses Buch gefallen hat, können Sie Ihre Eindrücke und Kritik gerne mit einer kurzen Rezension auf Amazon.de an die anderen Leser weitergeben. Auch für mich ist Ihr Feedback wichtig, um Wünsche und Anregungen mit in das nächste Buch zu nehmen. Ich lese jede Bewertung und versuche, Ihre Ideen bestmöglich umzusetzen.

Herzlichen Dank für Ihre Unterstützung!

Ihre Johanna Sommer

Johanna Sommer

Über die Autorin

Johanna Sommer stammt aus der schönen Eifel und entdeckte bereits früh die Heilkraft von Natur und Pflanzen. Heute betreibt sie eine naturheilkundliche Praxis. Sie betreut seit 1996 als Ernährungs- und Diätberaterin Patienten, die über chronische Müdigkeit, Hautprobleme, Übergewicht und andere sogenannte Zivilisationskrankheiten klagen. Während der Arbeit mit ihren Patienten kam sie immer wieder an den einen Punkt zurück, nämlich, dass Gesundheit bei einer gesunden Ernährung beginnt und endet. Wenn dieser Grundpfeiler nicht gegeben ist, sind die Behandlungsmöglichkeiten in den meisten Fällen stark eingeschränkt.

Aus diesem Grund begab sich die Autorin auf die Suche nach einfachen und für jeden durchführbare Möglichkeiten, wie Menschen ihre Ernährung sinnvoll ergänzen können – fernab von künstlichen Vitaminpillen oder Präparaten, die den Organismus nur noch mehr belasten. Sie entwickelte Ernährungs- und Diätprogramme, die gesundheitliche Probleme an der Wurzel packen.

Auch über die Ernährung hinaus verfolgt Johanna Sommer einen ganzheitlichen Ansatz bei der Behandlung von Krankheiten und bedient sich dabei verschiedener, bewährter naturheilkundlicher Therapien und Methoden.

Schreiben Sie mir gerne Ihre Eindrücke und Wünsche zukünftiger Inhalte, ich freue mich über jede konstruktive Zuschrift.

sommer@indie-autor.de

Möchten Sie als Erster dabei sein, wenn mein nächstes Buch veröffentlich wird, dann besuchen Sie die folgende Seite und tragen sich in meinen persönlichen Newsletter ein:

www.indie-autor.de/sommer

5488310R00022

Printed in Germany
by Amazon Distribution
GmbH, Leipzig